AF318212

DR EVARISTE LAFFORGUE

Médecin-major de 2e classe

HYSTÉRIE

à évolution psychique exclusive

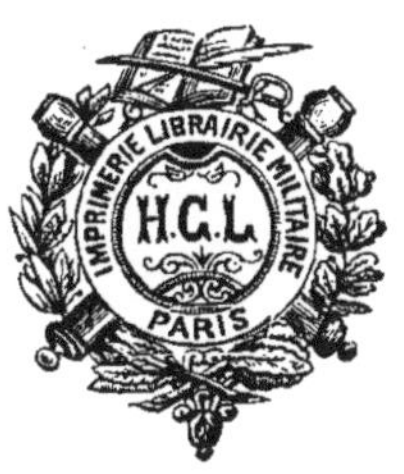

PARIS

HENRI CHARLES-LAVAUZELLE

Éditeur

10, Rue Danton, Boulevard Saint-Germain, 118

(MÊME MAISON A LIMOGES)

HYSTÉRIE

A ÉVOLUTION PSYCHIQUE EXCLUSIVE

Ta 85
124

DROITS DE REPRODUCTION ET DE TRADUCTION RÉSERVÉS

DR Evariste LAFFORGUE

Médecin-major de 2e classe

HYSTÉRIE

à évolution psychique exclusive

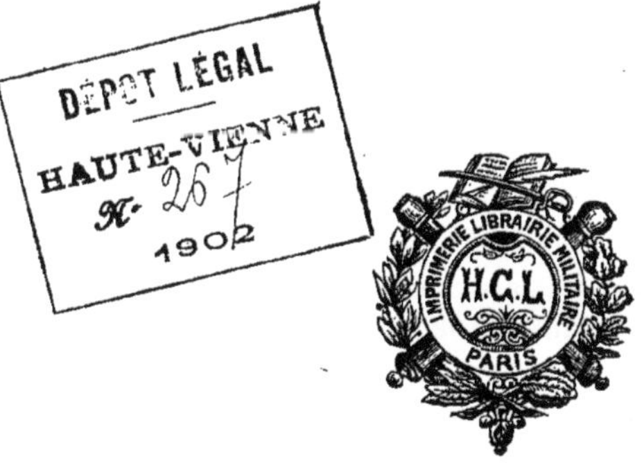

DÉPOT LÉGAL
HAUTE-VIENNE
N° 267
1902

PARIS

Henri CHARLES-LAVAUZELLE

Éditeur

10, Rue Danton, Boulevard Saint-Germain, 118

(MÊME MAISON A LIMOGES)

HYSTÉRIE

A ÉVOLUTION PSYCHIQUE EXCLUSIVE

Les théories actuelles ayant trait à la nature des phénomènes hystériques tendent à les considérer comme relevant d'une psychose plutôt que comme des manifestations d'une névrose proprement dite. On a nettement établi la prédominance des troubles psychiques sur les phénomènes nerveux ainsi que sur les symptômes somatiques. La subordination de ces deux dernières catégories de troubles morbides à l'état mental et aux conceptions délirantes ou aux idées fixes constitue aujourd'hui le principe fondamental pour ainsi dire de la pathogénie des accidents hystériques

Aussi semble-t-il que le titre sous lequel nous présentons l'observation qui suit n'est peut-être pas assez explicite. Toutefois, nous ne saurions définir autrement ces cas dont la particularité consiste précisément à n'avoir donné à constater que des phénomènes psychiques, jusqu'au moment où ceux-ci ont provoqué une sorte de crise paroxystique caractérisée par des troubles mentaux bien plus intenses et accompagnés alors de phénomènes nerveux proprement dits, et de nature nettement hystérique.

Observation.

X..., âgé de 22 ans, né à Paris, où il a habité jusqu'au jour de son départ pour le régiment, et où habite encore sa famille. Son père est bien portant et n'a jamais présenté d'accidents nerveux. Sa mère, au contraire, est d'une très grande émotivité. D'une sensibilité exagérée, elle a le rire et les larmes faciles. Elle n'a, cependant, jamais eu, du moins au dire du malade, de crises convulsives véritables. Un frère du malade, son aîné, serait d'un tempérament lymphatique plutôt que nerveux. Enfin, une sœur, plus jeune que lui, est, au contraire, très nerveuse et a présenté des convulsions dans sa première enfance.

Le malade n'a pas eu de maladies antérieures. On ne lui a jamais dit qu'il ait eu des convulsions, de l'incontinence nocturne d'urine. Son enfance n'a été marquée par aucun phénomène important relatif à son éducation. Il a fréquenté l'école primaire depuis l'âge de 6 ans jusqu'à l'âge de 13 ans. Il y acquis une instruction assez médiocre et inférieure à celle qu'y acquièrent généralement ceux qui en suivent assidûment les leçons durant une semblable période de sept années. Son attention, avoue-t-il, d'ailleurs, ne pouvait rester appliquée long-temps sur un même sujet. Il n'a jamais été mauvais camarade, et ne se souvient pas avoir eu de querelle vraiment sérieuse.

Son émotivité s'est développée et exagérée vers l'âge de 15 à 16 ans. En apprentissage dès l'âge de 14 ans chez un sellier, il s'est montré très assidu à l'atelier pendant les premiers temps. Dans sa famille, il a commencé, dès cette époque, à manifester une susceptibilité anor-male à l'égard des conseils, remontrances ou reproches, et, même sim-plement, au cours de la conversation, à de pures contradictions, et pour des motifs les plus futiles. Vers l'âge de 16 ans, cette sus*cepti-bilité se traduisit surtout en des discussions fréquentes, vraies que-relles parfois, soit avec son père, soit avec ses frères ou sœur. Au cours de ces discussions qui, à en juger par le souvenir précis qu'en a gardé le malade, devaient être très animées, et certainement du-rent donner lieu à de violents mouvements de colère, à une agita-tion profonde, à une surexcitation réelle de ses facultés émotives, il était presque toujours défendu par sa mère, qui s'interposait et tâ-chait de calmer les contradicteurs. Ces altercations faisaient sur le malade une très grande impression ; il en conservait longtemps le souvenir précis, qui demeurait constamment présent à son esprit et ne se dissipait que très lentement. Il en gardait une humeur sombre et taciturne ; son caractère s'aigrissait. Les réprimandes de son père étaient acceptées avec toujours un peu plus d'acrimonie, et, dans ses réponses, il laissait sentir une véritable révolte contre son autorité. Ces paroxysmes de violence et de surexcitation étaient suivis d'un état de dépression mentale, que caractérisaient des senti-ments de tristesse, et même des idées de désespoir véritable, le pous-sant à désirer la mort.

Cet état s'accentua de plus en plus, jusqu'à le déterminer à accom-plir, en 1894, une tentative de suicide. Il était alors âgé de 18 ans. Cet acte de violence fut la conséquence d'une discussion sans portée, et dans des circonstances que nous rapporterons plus loin pour les rap-procher de certains faits que nous avons observés, et avec lesquels elles présentent une certaine analogie.

X... a été incorporé dans un régiment de cavalerie, tenant garnison dans une ville réputée pour les agréments qu'on y trouve. Aussi a-t-il encouru, pendant son séjour dans cette ville, de nombreuses puni-tions. En effet, peu après son arrivée, il fait la connaissance d'une jeune fille qui devient sa maîtresse et qui prend sur lui un réel ascen-dant. Comme il est négligent, insuffisant dans son service, il ne peut obtenir souvent des permissions. Alors il découche pour aller retrouver sa maîtresse et les punitions s'accumulent. Son caractère, taciturne déjà, s'aigrit davantage. La violence intermittente de ses sentiments s'exaspère dans l'isolement; il devient franchement indiscipliné, et ses sentiments révèlent la physionomie de l'état de révolte et de persécution. Car les punitions qu'on lui inflige, il ne veut pas croire qu'il les mérite, et ce n'est que parce qu'il est haï par ses chefs, que ceux-ci les lui infligent. Cependant, le régiment quitte sa garnison et est envoyé dans l'Est. Les occasions d'indiscipline font ici défaut. Et, cependant, les punitions continuent à s'accumuler encore. C'est que les idées de persécution et de révolte ont persisté, et ses tendances à l'indiscipline, nées sous l'influence des états émotifs antérieurs, ont acquis une intensité telle, que la disparition des circonstances qui leur ont donné naissance n'en a pu entraîner le retrait. X... est noté comme indiscipliné, raisonneur, méconnaissant l'autorité de ses chefs, rebelle à toute idée d'obéissance; en somme, comme mauvaise tête. Sa conduite, d'ailleurs, devient pire de jour en jour. Sa négligence s'accompagne de mauvaise volonté, si bien que, en 1897, après un an et demi de service, il est envoyé aux compagnies de discipline. C'est alors qu'il est envoyé à Touggourt, en avril 1898.

Durant son séjour, de près d'un an, dans cette localité, nous avons pu l'observer attentivement. Il nous a paru assez doux, et, comme nous lui témoignions, ainsi qu'à ses camarades, quelque intérêt, et lui montrions quelque bienveillance, il abandonnait avec nous l'air sournois et taciturne, renfermé, qui lui était habituel même avec ses camarades. Et c'est ainsi que, devenu confiant, il nous a raconté sa situation et celle de sa famille. Il nous a manifesté, à maintes reprises et dans une sorte de crise de sensibilité émotive, son repentir et ses regrets, reconnaissant l'importance des conséquences qu'avaient eues ses fautes, et le préjudice que la légèreté de son caractère et son inconduite passée pouvaient lui faire dans l'avenir, après sa libération. Parfois même ces confidences s'accompagnaient d'une surexcitation émotive telle, qu'elles se terminaient par une véritable crise de larmes et de sanglots.

Sa conduite, durant son séjour à Touggourt, fut toujours, d'ailleurs, régulière, quoique, de temps à autre, son esprit de révolte, sa tendance à l'indiscipline se soient manifestés, surtout vis-à-vis d'un sergent qui commandait le détachement composé seulement de cinq hommes.

C'est à la suite d'un incident de ce genre, qui lui avait fait infliger une punition, qu'il s'est livré à une tentative de suicide, à l'occasion de laquelle se sont produits les faits qui font l'objet de cette observation.

Le 23 décembre 1899, il est apporté à l'infirmerie dans l'état suivant : perte complète de connaissance; résolution musculaire, généralisée à tous les membres. La tête, si elle n'était point maintenue par les mains d'un infirmier, serait ballante et vacillerait de tous côtés, absolument inerte; la face était pâle; les muscles de cette région étaient également dans une résolution complète, ce qui donnait à la physionomie une expression analogue à celle que présentent les malades tombés en syncope. Les vêtements, surtout du côté gauche, étaient fortement souillés de sang. Ce sang provenait de trois blessures siégeant au niveau de la région précordiale.

L'ensemble de ces symptômes et l'écoulement de sang assez abondant, nous ont fait songer à une syncope due à l'hémorrhagie, d'autant plus que cette dernière, au moment de notre examen, était complètement arrêtée, comme il arrive ordinairement au moment où s'établit l'état syncopal dans ces circonstances. Mais, contrairement à notre attente, l'examen du pouls et de la respiration, pratiqué en même temps que l'on plaçait un pansement sur les blessures, permettait de constater que les fonctions circulatoires et respiratoires étaient, en ce moment, absolument normales et ne présentaient aucun des troubles morbides observés dans le cas de syncope.

Quelques instants après, des phénomènes nouveaux se sont produits, qui nous ont éclairé sur la nature véritable des symptômes précédents. Le blessé, sans reprendre connaissance, et toujours insensible à tous les modes d'excitation, a présenté une crise de convulsions à caractères particuliers.

La respiration, qui jusque-là avait été lente et normale, devient bruyante, saccadée. Elle offrait par instants les caractères du type de Cheyne-Stokes; elle était parfois interrompue par des spasmes diaphragmatiques, qui se traduisaient en un hoquet secouant le corps tout entier. Il était d'autres moments où le malade semblait suffoquer.

Le cœur était le siège de troubles analogues et correspondants. Le pouls devenait précipité, irrégulier, parfois plein et dur et, peu après, petit et filiforme. La pâleur de la face s'effaçait par instants pour faire place à une teinte rouge ou violacée.

En même temps que se produisaient ces phénomènes, le blessé contractait ses membres en des mouvements désordonnés, sans être trop rapides. Ces contractions étaient surtout violentes dans le sens de la flexion des membres. La tête exécutait aussi des mouvements de rotation et esquissait des gestes de salutation, qui ne s'étendaient pas au tronc, mais étaient très nettement caractérisés dans leur expression physionomique, pour les muscles de la face et du cou.

Les mâchoires étaient par moments, et d'une façon intermittente et discontinue, serrées l'une contre l'autre; la contraction des masseters étaient par instants telle, que même en faisant de violents efforts on ne pouvait abaisser la mâchoire inférieure.

La fin de cette phase, qui a duré de dix à quinze minutes environ, a été marquée par une sorte d'expuition abondante, qui a coïncidé avec une augmentation d'intensité et de fréquence des spasmes du diaphragme, et du hoquet qui en était la conséquence.

A ce moment, les phénomènes convulsifs ont cessé, et le blessé a pris une physionomie absolument nouvelle. Les traits se sont détendus et ont donné au visage une expression douloureuse. Tous les muscles sont rentrés en résolution, et, pendant quelques instants, le malade a fait entendre des appels répétés à voix basse et comme chuchotée, appels qu'il a semblé adresser à sa mère.

Cette sorte de délire ou plutôt de rêve était accompagnée du retour à l'état normal des phénomènes respiratoires et circulatoires. Sa durée a été courte. Cette phase de la crise s'est terminée par la production de larmes et de sanglots, immédiatement suivie du réveil de la conscience.

Ce réveil a été marqué par un étonnement manifeste du blessé qui a regardé longuement, sans les reconnaître, les personnes et les objets qui l'environnaient. Il s'est soulevé sur son séant, a promené circulairement ses yeux sur la salle, et, finalement, surpris, inquiet, il a attaché son regard anxieux sur les personnes mêmes qui se trouvaient auprès de lui.

Le souvenir de tout ce qui s'était passé depuis le commencement de la journée était vague et confus. Il se rappelait bien, toutefois, s'être porté trois coups de couteau dans la région du cœur; mais les circonstances diverses qui avaient précédé cet acte n'avaient laissé aucune trace dans sa mémoire. C'est ainsi que des préparatifs, de la mise en scène, pour ainsi dire, de cette tentative de suicide, dont il avait cependant dramatisé au possible les détails, il ne pouvait parvenir à se rappeler aucun fait, quelle que fût son importance.

Ces derniers phénomènes viennent encore corroborer les précédents par leur physionomie spéciale. Aussi, croyons-nous devoir en donner la relation d'après le récit que nous en ont fait les camarades du blessé, témoins de la scène.

Après avoir écrit dans la matinée plusieurs lettres dans lesquelles il faisait part de sa détermination à sa famille, il a attendu l'heure de la reprise du travail (1 heure de l'après-midi), aux ateliers du bureau arabe où il est employé. Ses camarades ont remarqué que, durant toute cette période, il se trouvait dans un état d'agitation anormale pour lui, qui se manifestait par une loquacité contrastant avec sa taciturnité et son mutisme habituels.

Au moment où tous ses camarades se trouvaient réunis dans la cour des ateliers, se préparant au travail, il s'est brusquement et violemment dépouillé de ses vêtements (bourgeron de toile et veste) qu'il a projetés, en un geste brutal et saccadé, loin de lui.

Proférant alors des mots incompréhensibles ou du moins que les témoins de la scène n'ont pu comprendre, il s'est frappé en des gestes désordonnés et d'une extrême violence, avec un couteau arabe qu'il avait tiré de sa poche. Il avait, en même temps, fait quelques pas en avant vers ses camarades. Son attitude générale avait quelque chose de théâtral; sa physionomie dénotait un état d'exaspération excessive. Le visage était congestionné; les yeux brillants et hagards, fixes et largement ouverts; les lèvres serrées; la tête projetée en arrière; le cou raidi en une contraction comme spasmodique de tous les muscles; la poitrine saillant en avant.

Presque immédiatement après s'être frappé (trois blessures dans la région précordiale, dont une en séton de dix centimètres de long, passant sous le mamelon, le long du grillage costal, depuis le bord sternal gauche (3ᵉ espace) jusqu'à la ligne axillaire du 5ᵉ espace), il s'est affaissé sur le sol, tandis que sa main droite se détendait comme un ressort et rejetait au loin le couteau dont il venait de faire usage.

Relevé immédiatement, il a été transporté à l'infirmerie. Pendant ce trajet il a prononcé quelques paroles incohérentes, parmi lesquelles on a pu distinguer ces mots : « Qu'ai-je fait? », répétés à plusieurs reprises différentes.

Les jours qui ont suivi, nous avons continué à observer le blessé au point de vue mental et nous avons pu constater qu'il présentait les symptômes suivants :

Le premier jour, le jour même de l'accident, un état émotif particulier caractérisé par une tristesse voisine du désespoir et où dominait cette idée (idée émotive) qu'il ne pourrait plus rentrer bientôt dans sa famille et revoir sa mère. Autour de cette idée, et pour la compléter, se groupaient d'autres idées secondaires; telle, la conviction que son acte de désespoir, qu'il regrettait d'ailleurs, aurait pour lui des conséquences funestes et de nature à rendre son retour dans sa famille plus éloigné, impossible même. Telles encore de véritables idées de persécution, analogues à celle-ci, qu'il était en butte de la part de ses chefs à des tracasseries, dont le résultat devait être, par les punitions dont elles seraient la source, de mettre encore obstacle à la rentrée en France. Et ce n'était pas là seulement la simple affirmation du soldat puni, qui se dit toujours « cherché » par ses chefs. Il édifiait toute une argumentation pour appuyer cette affirmation, tirée d'une fausse interprétation d'actes, de paroles et mêmes de gestes, et parfois même de faits imaginaires.

Toutes les fois que ces idées apparaissaient, sa physionomie trahissait une angoisse douloureuse, et, malgré tous les efforts qu'il faisait pour l'empêcher, il se produisait une véritable crise de sanglots spasmodiques et de larmes.

La fin de la journée a été, en outre, marquée par une phase de dépression et d'abattement, que contribuait à expliquer l'anémie consécutive à l'hémorrhagie occasionnée par les blessures.

Les jours suivants, et grâce à une suggestion constante et permanente, ces idées dépressives ont diminué d'intensité, mais ont persisté toutefois, et nous avons redouté, pendant plusieurs jours, qu'elles n'aient pour résultat de l'inciter à renouveler sa tentative. Une surveillance attentive et discrète fut exercée autour de lui, afin d'en prévenir et d'en éviter la réalisation.

Si nous négligeons les particularités inhérentes aux conditions spéciales dans lesquelles les faits ont été observés, nous constatons que ce qui a dominé dans l'état mental du malade, au cours de cette sorte de crise morbide, et même ce qui domine chez lui dans l'état normal, ou plutôt habituel, c'est une tendance exagérée à l'émotivité. Très taciturne, très sombre, il semble être incessamment en proie à une tristesse sans motif qui, si elle n'arrive pas toujours aux larmes, en est toujours voisine

Dans ses rares discussions avec ses camarades, il se laisse entraîner à des colères vaines et pour les choses les plus futiles.

Capable de bons mouvements, sous l'impulsion d'idées émotives généreuses, comme d'actes analogues à celui que nous venons de relater, lorsqu'il subit l'influence de la dépression psychique, dans tous les cas, il semble que la force inhibitrice fasse défaut chez lui, et qu'il manque de **tout** pouvoir d'arrêt à l'égard de ces phénomènes psychiques d'**ordre affectif** qui deviennent de véritables impulsions et se comportent à **la façon** des idées fixes impulsives, envahissant la totalité de la conscience et subordonnant à leur réalisation l'état psychique tout entier jusqu'à ce que, l'acte réalisé, elles s'effacent et disparaissent dès que s'est effectuée cette vibration. Il s'agit bien là d'un certain degré d'automatisme psychologique analogue à celui que l'on observe chez les hystériques.

Ce qui augmente encore notre conviction qu'il s'agit bien, dans sa tentative de suicide, d'une impulsion morbide dépendant de l'hystérie, c'est qu'une tentative du même genre a été déjà faite par le malade en 1894 et dans des circonstances toutes particulières.

Son père lui ayant fait des reproches et des remontrances, sans gravité et sans grande portée cependant, il quitte la maison paternelle, désespéré, et quelques jours après il se tire deux balles de revolver dans le côté gauche.

Or, cette tentative de suicide a été faite quelques jours après l'assassinat du président Carnot, et pendant la période où ce meurtre occupait le plus l'opinion publique, et où la presse était exclusivement presque consacrée aux commentaires et aux interprétations diverses que suggérait ce crime. L'idée de mort s'était insinuée progressivement dans son esprit, s'imposant peu à peu, et, bientôt présente incessamment, elle le tourmentait à la façon d'une véritable obsession. C'est sous l'influence de cette idée obsédante, à laquelle il rattacha les sentiments de tristesse et de désespoir, qui s'étaient, dans son isolement, encore exagérés, qu'il se crut à ce point malheureux que la mort seule pouvait apporter remède à sa misère morale et le délivrer des tourments que son imagination créait de toutes pièces.

On ne pourrait nier l'analogie étroite qui existe entre les circonstances qui ont précédé et préparé l'accomplissement de ces deux actes de violence. Ils ont eu le même mécanisme psychique, et l'état mental qui a présidé à leur réalisation est le même dans les deux cas. La deuxième tentative, en effet, a été faite quelques jours après le décès d'un soldat du contingent français à Touggourt, décès qui avait dû frapper d'autant plus son imagination que les décès d'Européens y sont rares, et que c'était le premier qui se produisait depuis son arrivée. Comme preuve de cette impression faite sur lui par cette idée de mort, nous observerons que plusieurs fois il a amené la conversation avec des camarades à cette idée de mort, et souvent hors de propos.

Si l'on groupe en un faisceau l'ensemble de ces phénomènes morbides, on voit que l'état mental de notre sujet peut être défini de la façon suivante : prédominance d'une émotivité excessive, idées affectives et idées tristes surtout, autour desquelles viennent parfois se grouper des idées de persécution qui deviennent actives et, véritables impulsions, tendent avec force à leur réalisation en actes. Rétrécissement du champ de la conscience caractérisé par la prédominance exclusive de ces idées dans des conditions particulières (dépression) et importance qu'elles conservent même à l'état normal; affaiblissement de la faculté d'inhibition à l'égard de ces idées.

Ces phénomènes nous semblent jugés au point de vue de leur nature par la crise qui a suivi la tentative de suicide que nous rapportons plus haut.

Cette crise, qui s'est développée complètement et entièrement en notre présence, offre tous les caractères d'une attaque hystérique. Nous n'hésitons pas à formuler ce diagnostic, bien que l'examen consécutif du sujet nous ait fait constater l'absence totale, en dehors de l'attaque, des stigmates physiques de l'affection. Un de ces stigmates a été observé cependant durant les premières heures qui ont suivi le retour à la connaissance. Ayant en effet enlevé le pansement qui avait été souillé accidentellement, trois heures après le traumatisme, le blessé nous a fait remarquer, à son grand étonnement, qu'il ne sentait qu'un très léger contact dans toute la région de la moitié gauche du thorax en arrière aussi bien qu'en avant.

Le lendemain, cette anesthésie à la douleur avait disparu; le renouvellement du pansement, en effet, a permis de constater que le blessé sentait à gauche comme à droite, peut-être la sensation était-elle encore un peu émoussée.

Ce phénomène transitoire et extrêmement fugace est l'unique symptôme somatique que nous ayons pu déceler. Joint aux caractères particuliers du délire et à la forme spéciale de l'évolution des phénomènes mentaux, il permet d'affirmer que le malade est bien un hystérique présentant une forme fruste pour ainsi dire de l'affection.

Les phénomènes consécutifs à l'attaque sont, en outre, complètement indépendants des blessures que nous avons examinées à plusieurs reprises très attentivement et de très près. Ces blessures, en effet, n'avaient intéressé que les parties molles et même les couches superficielles de la région. Aucun nerf important n'avait été en particulier atteint qui put être le point de départ et la cause des accidents nerveux divers dont nous venons de faire la description.

Il s'agit donc certainement d'une forme fruste et latente d'hystérie que le choc physique et moral constitué par la tentative de suicide a momentanément réveillée en provoquant une explosion brusque paroxystique et nettement caractéristique de la névrose.

L'état mental qui a préparé et pour ainsi dire suscité ces phénomènes morbides doit être également placé sous la dépendance de la même affection dont il présentait bien, d'ailleurs, les caractères et la physionomie aussi bien que l'allure générale et l'évolution.

Enfin, nous ferons remarquer l'importance qu'il y avait au point de vue médico-légal à reconnaître la nature exacte de ces phénomènes. La tentative de suicide est en effet considérée comme une faute très grave, elle entraîne des punitions très sévères, et notre malade eût encouru de ce fait une aggravation de peine. Si le fait s'était produit en notre absence, et que nous n'eussions pu assister au développement de l'attaque, il nous eût été impossible de songer à l'existence de l'hystérie, puisque nul signe ne nous l'aurait décelée. Et nous n'aurions pu déclarer, comme nous l'avons fait, que le malade ne pouvait être considéré comme responsable de son acte. Retenu encore pour un temps indéterminé, loin des siens, il aurait vu son idée fixe prendre encore un point d'appui sur ce fait, en être renforcée, et sûrement le résultat ne se serait pas fait attendre longtemps, une tentative nouvelle aurait été faite, qui, peut-être cette fois, aurait eu une issue moins favorable.

En le déclarant irresponsable, nous avons contribué à la

disparition de ces idées dépressives, du moins en partie, car nous avons eu des renseignements sur X..., par un de ses camarades, qui nous a appris qu'il avait été libéré six mois après, sans avoir manifesté aucune tendance à de nouveaux actes de violence. Sa conduite était demeurée parfaite. Il n'avait plus encouru la moindre punition ; mais il était toujours d'un caractère sombre et taciturne, très renfermé et, nous disait le camarade qui nous donna ces renseignements, il était temps qu'il retourne en France.

Cette observation montre, en outre, combien il convient d'être circonspect dans l'appréciation d'actes anormaux commis par des sujets que l'on s'accorde à considérer — et c'est le cas pour ces indisciplinés, pour ces réfractaires — comme des déséquilibrés, et, suivant l'expression populaire, des « cerveaux brûlés », et combien il faut dans ces cas être minutieux et prudent dans l'appréciation de leur état psychique et nerveux, ainsi que dans la recherche des caractères qui permettent d'en déterminer l'origine et la cause.

Paris et Limoges. — Imprimerie Henri Charles-Lavauzelle.

Paris et Limoges. — Imprimerie Henri Charles-Lavauzelle.

www.ingramcontent.com/pod-product-compliance
Ingram Content Group UK Ltd.
Pitfield, Milton Keynes, MK11 3LW, UK
UKHW020205080726
13614UKWH00006B/2639